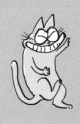

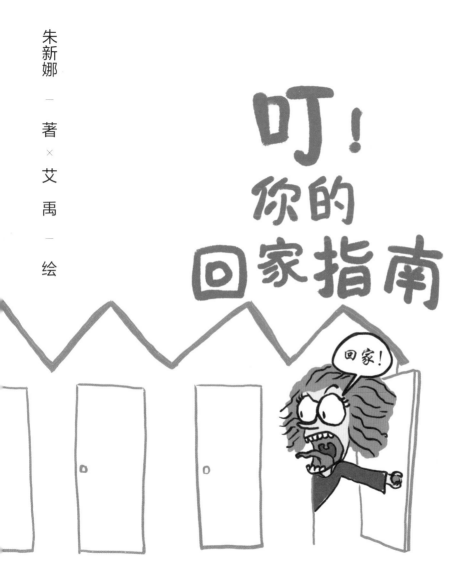

朱新娜 — 著 × 艾禹 — 绘

只能小声聊的 **爆笑人类生活史**

叮！你的回家指南

天津出版传媒集团

新蕾出版社

图书在版编目(CIP)数据

叮! 你的回家指南 / 朱新娜著；艾禹绘 . -- 天津：
新蕾出版社 , 2022.3
（爆笑人类生活史）
ISBN 978-7-5307-7156-3

Ⅰ.①叮… Ⅱ.①朱…②艾… Ⅲ.①生活 - 卫生习惯 - 儿童读物 Ⅳ.① R163-49

中国版本图书馆 CIP 数据核字 (2021) 第 179717 号

书　　名：叮! 你的回家指南　DING! NI DE HUIJIA ZHINAN
出版发行：天津出版传媒集团
　　　　　新蕾出版社
http://www.newbuds.com.cn
地　　址：天津市和平区西康路35号（300051）
出 版 人：马玉秀
电　　话：总编办 (022) 23332422
　　　　　发行部 (022) 23332679　23332362
传　　真：(022) 23332422
经　　销：全国新华书店
印　　刷：天津新华印务有限公司
开　　本：787mm × 1092mm　1/24
字　　数：42千字
印　　张：5
版　　次：2022年3月第1版　2022年3月第1次印刷
定　　价：25.00元

科学的事，
咱可以大声聊

史 军

在大人的世界里，有很多聊天儿的禁忌。比如说：不能谈论疾病和死亡等不吉利的事情，不能谈论屎尿这样不卫生的事情，不能谈论打嗝儿放屁这些让人尴尬的事情。大人认为，谈论这些事情一点儿都不文明，一点儿都不礼貌，会让聊天儿的气氛冷到冰点。

人类的祖先可没少干让人尴尬的不礼貌的事情。

英国女王曾经以黑乎乎的蛀牙为美，那是在炫耀吃糖多的优越感；古罗马人在如厕之后，用一块海绵来擦屁屁，而且这块海绵是公用的；理发师会把盛放病人血液的小碗摆在窗口，作为招揽生意的广告……"爆笑人类生活史"系列桥梁书就是让大家在愉快阅读的同时，重新认识各种尴尬的人类生活趣事。

这每一件在今天看来都很傻的事，在当年都是充满智慧的行为。

在人类胎儿发育的过程中，不同生长阶段分别展现了鱼类、两栖动物、爬行动物的特征，这种现象叫生物重演律。其实，人类行为的后天塑造过程何尝不是如此。每个人在成长过程中都要学习不同的礼仪和规范，直到逐渐成为遵守规则的社会人。

生活中，很多行为都是被强制学习的，比如吃饭不能吧嗒嘴，一定要刷牙漱口，勤剪指甲勤洗澡……一点儿都不友好。

误会、恐惧和烦恼，大多来自对事情真相的误读和曲解。

来翻翻"爆笑人类生活史"。

了解历史，是为了展望未来。

了解他人，是为了理解自己。

了解个性，是为了让彼此更好地相处。

不要觉得尴尬，不要觉得难为情，让我们在阅读中完成自己的成长，也带爸爸妈妈一起回忆逐渐模糊的童年趣事。

科学的事，本来就很自然；科学的事，本来就很可爱。敞开心扉，打开思维，咱们可以大声聊！

目录

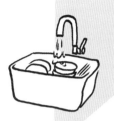

组建一个家

调制美梦的配方

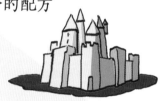

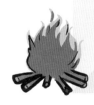

家居生活更美好

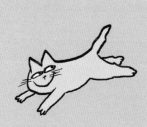

组建一个家

透过玻璃窗，看看外面的世界

"窗外那是什么？你能看清楚吗？"

"好像是一匹马，不不不，也有可能是头驴……又好像是一头牛？"

哎呀，真是奇怪，这两个正在对话的人是不是视力不好呀，怎么连牛马都分不清呢？

如果你有机会去到 500 年前的欧洲，听到这样的对话，一定不会觉得奇怪。因为那时候，人们想要透过玻璃窗看清楚外边的景物，可不是那么容易呢！

16 世纪时的玻璃窗都是由一串串小圆片状的玻璃

组成的，这些圆片就像酒瓶底——表面凹凸不平，中间有一个凸起的圆心，圆心周围晕开一圈圈"波纹"。它们一个个被锡网连接起来，远远看去就像是蜂巢。如果你想一睹它们的真容，不妨在那个时期的名画里好好搜寻一番，比如，在杨·凡·爱克的《阿诺菲尼的婚礼》里，画面的最左侧，光线透过玻璃窗，照亮了整个屋子……画里的窗户上装的就是这种玻璃[①]。

制作玻璃的主要原材料是二氧化硅，它是地球上储量非常丰富的物质，也是构成沙子的主要成分。天然的二氧化硅晶体——石英晶莹剔透，十分美丽，我们在生活中常见的水晶、玛瑙等都是石英晶体。当二氧化硅和其他化合物在高温下熔融，被塑造成各种形状，快

---

① 玻璃不是晶体，没有所谓的熔点，而是随着温度增高而软化。软化不同的玻璃所需要的温度是不一样的。

速冷却就可以变成玻璃制品。早在4 000多年前,古埃及人就开始使用玻璃器皿了。到公元前200年,古巴比伦人发明了吹制玻璃的方法,之后这个方法传入了罗马,罗马人用这种方法制作出漂亮的玻璃浮雕、花瓶、饰品。

玻璃制品的制作过程就像是吹肥皂泡——把管子的一头蘸上一点儿液态玻璃,再用力从另一头吹气,玻璃液就会膨胀起来,形成一个玻璃泡,然后,趁玻璃泡还没有冷却,用模具给它塑形,就能制成一个美丽的玻璃花瓶。如果你把玻璃泡的底部切开,快速旋转,就会形成一个圆盘,冷却之后就是牛眼玻璃了。

尽管牛眼玻璃不光滑,也不美观,还总能给人制造眩晕感,但它依然十分珍贵。据说在16世纪的英国阿尼克城堡,每当诺森伯兰公爵携家人离开城堡去其他地方的时候，仆人们就会小心地把玻璃窗拆卸下来，放到库房里保存起来，以防在大风天被吹落打碎。在英格兰，直到16世纪末，玻璃窗仍可以与房屋分开遗赠。1590年，英国的约克郡唐卡斯特地区就有这样一件事：一位市议员把他的房子遗赠给了妻子，把玻璃窗留给了儿子。这样分配遗产有个好处，那就是在未来的生活里，母子俩谁也离不开谁了。如此想来，这位市议员还真是用心良苦。

别说坐在窗边看风景了，事实上，在很长的一段时期，想让房间照进一点儿阳光都不是那么容易的事。玻璃出现之前，在欧洲，人们用牛羊角切成的薄片、涂了蜡的白布等物遮挡窗户；在东方，中国人主要用纸来糊窗户，或将牡蛎壳或蚌壳磨成薄片装点窗户。

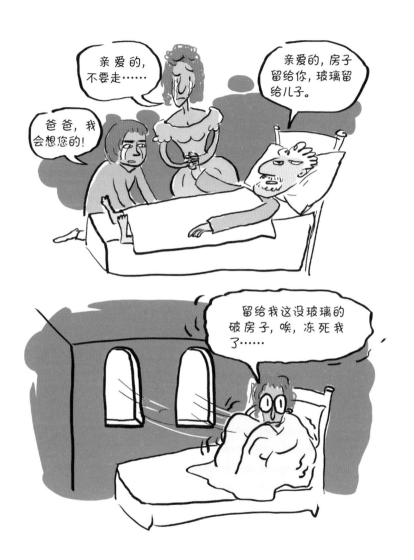

所以，当玻璃出现在住宅和商铺的窗户上时，除了使生活的舒适度大大提高之外，还带来了许多意想不到的变化。

比如人们在买东西的时候，不那么容易上当了。15世纪末，德意志诗人塞巴斯蒂安·布兰特就曾在他的《愚人船》里写过无良商人趁商店里光线昏暗而缺斤短两，以次充好，什么烂苹果呀，不新鲜的肉呀，顾客买回家才发现不对劲儿。如果那时候出版一本《本市装有玻璃窗的商店指南》，销量一定很不错。

后来，随着科技的发展，玻璃制造商们发现了一种比旋转法更快更好地制作玻璃的方法：先将玻璃液吹制成圆柱形，将圆柱形玻璃的两端切掉，然后将圆柱形玻璃切开、摊平，就是一张完整的矩形玻璃了。你不妨想象一下,这个过程就像将一张卷起来的 A4 纸摊平。19 世纪后,机器生产代替了手工制作,一台机器将玻璃液倒入一个大缸中,然后向上抬起,就能形成一个又大又高的玻璃圆柱体。玻璃制造的效率更高,成本也更低了。

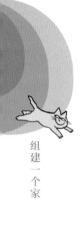

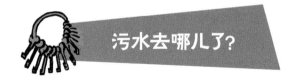

污水去哪儿了？

"哗啦啦……"

按下抽水马桶的冲水按钮，便便一下子就被水冲走了，就连臭味也随之散去。

可是，你有没有想过，便便被水冲到哪里去了呢？

落入马桶的便便、卫生纸等统统会进入下水道。除此之外，你家的下水道还会收集其他生活污水，比如洗过盘子和衣服的脏水。这些污水会穿过被称为"污水管道"的下水道，与来自其他家庭的污水汇合，流入更大的下水道。为了承载更多的污水，有些污水管道的内部比公共汽车还高！如果你住在大城市，数以万计的家庭排出的污水，汇集起来是相当惊人的。

不过，就在几十年前，大多数家庭的便便可不会"玩失踪"。它们都被囤积在一个大大的坑里，什么时候盛不下了，再被清理出来……

在中世纪欧洲的私人城堡里，便便甚至有一个更奇怪的去处，那就是护城河。城堡里建的厕所，从外面看上去就像是今天那些凸出于建筑物外墙的飘窗，当时的厕所没有明亮的大窗户，马桶就在"窗台"的位置。马桶中间有一个洞，人们如厕的时候坐在上面，便便会扑通扑通地直接掉到下面的护城河中。

所以，护城河就像一个巨大的粪坑，不仅奇臭无比，还会滋生各种病菌。但这也使它以一种特殊的方式保

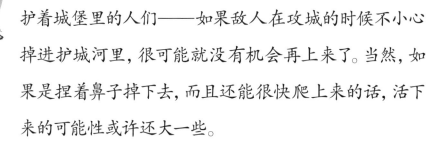

护着城堡里的人们——如果敌人在攻城的时候不小心掉进护城河里，很可能就没有机会再上来了。当然，如果是捏着鼻子掉下去，而且还能很快爬上来的话，活下来的可能性或许还大一些。

其实，下水道并不是近现代才有的发明，而是在几千年前就已经存在了。

我国曾经出土过 4 000 多年前的陶制下水管道。①伊拉克古城的下水道连接着冲水的厕所，这和现代污水处理的基本原理是一样的。

古老的印度有着更为复杂的下水道。下水道里有砖砌的坑，类似于现在的化粪池，还有封闭的排水沟。这些设施可以将污水和雨水从城里排出。

_____

①考古学家在河南淮阳平粮台古城发现了 4 600 年前的陶制排水管道。

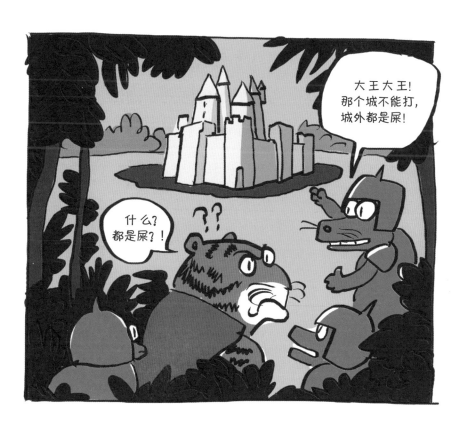

古罗马的工程师发明了化粪池。他们让污水先流入一个巨大的用石头或混凝土制成的容器，经过一段时间，比较重的固体沉淀在容器底部，比较轻的颗粒漂浮在表面，干净的液体流入附近的河流和湖泊。收集到的污泥要么用作肥料，要么干脆埋起来。

只不过，这些古老的排水设施承载不了城市不断扩张所带来的大量生活污水。尤其是自来水和抽水马桶普及以来，人均用水量暴增，这些便捷的生活设施一开始并没有让城市变干净。

以 1858 年的伦敦为例，那一年的夏天格外炎热，泰晤士河的河水也格外臭。臭味甚至波及坐落于泰晤士河上游河畔的英国下议院，让议员们无法正常工作。为了消除恶臭，他们将窗帘布浸泡过消毒水后再挂起来。而恶臭的污水还会污染土壤和水源，导致霍乱流行。

1858 年的"大恶臭"终于让英国议会匆忙通过了一项法案，即拨款修建全新的城市排水系统和泰晤士河河堤。1865 年，两项工程竣工，泰晤士河的水质得到了改善，伦敦的臭味和霍乱传播问题也一并得到了解决。

随着城市的扩张和科技的发展，人们逐渐意识到仅将污水输送到城市以外是不够的，于是，开始修建污水处理厂。

如今，所有大城市都离不开这项设施。以北京为例，经过处理后的污水得以再度利用，已成为北京的第二水源。圆明园、朝阳公园、龙潭湖公园等一些公园里人工湖的水都是污水处理后的再生水，就连再现"卢沟晓

污水　　　污水处理　　　公园

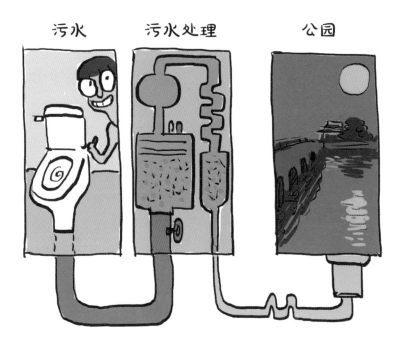

月"美景的永定河里流淌的也是再生水。

想不到吧，那些臭臭的污水竟然也可以变成清澈的湖水呢！

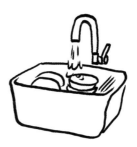

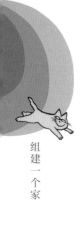

住上高楼的烦恼

　　在现代都市里，很多人居住在高层公寓中。站在高层向下张望，城市的景色尽收眼底，让人不由得想起唐朝大诗人杜甫的名句"会当凌绝顶，一览众山小"，但是如果没有电梯，住在高楼就成了一种负担。等等，难道不是发明电梯之后才有高楼的吗？

　　如果回到 2 000 年前的古罗马，你会感到非常惊讶：古罗马不仅有公寓，而且最高的竟然有 9 层楼！古罗马的高层建筑有个好听的名字，叫因苏拉，是"岛屿"的意思。

到公元 4 世纪，拥有约 100 万人口的罗马城，大概建有 45 000 幢这样的公寓。它们通常有 3~9 层，由木材、砖块和混凝土建造而成，中间是一个开放的庭院或采光井。在这种高层公寓中，低楼层的房间往往面积最大，租金也最贵，有时候还会被设计成底商，用来开设商店或酒馆；而顶层的房间面积是最小的，租金也最低。因此，穷苦的奴隶、工人、泥瓦匠、小手艺人和教师等收入很低的人大多住在顶层；中间楼层住着罗马行政部门或私立社团的职员；付得起高昂租金的承包商、建筑商、市政人员、发了财的商人才能住在低楼层。

原因很好理解，当时的公寓没有电梯，住得越高意味着要爬的楼梯就越多。

古罗马文学家马提亚尔曾在他的书里讲过一个很

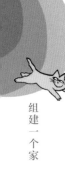

有趣的故事，说是有个喜欢攀附权贵的吃货，有一回连蒙带骗地混进了一个豪华晚宴。他一边胡吃海喝，一边把能带走的食物拼命往口袋里塞，准备把食物夹带回家好好享用。结果，可能因为他吃得太饱了，爬楼爬了不到一半就爬不动了，于是，他只好把食物贱卖给了周围的居民。

尽管公寓通了自来水，但是以当时的技术，水可是送不到高楼层的。因此，高楼层的住户想要用水，就只能到庭院里的公共取水处去取水，这就意味着他们为了做饭、洗衣服必须不停地爬上爬下。人们辛苦地提了一点儿水，爬了那么多层楼梯，怎么舍得拿来清洗地板、打扫卫生呢？因此，高楼层住户的房间由于缺少清洁，通常都很脏，还有难闻的气味……

不过，种种生活不便只是小事，最要命的是不安全！

罗马的高层公寓通常是为了房地产投资而建造的，一些建筑商出于投机目的，疯狂地偷工减料，导致楼层越高，质量越差。走风漏雨都是常事，甚至会突然倒塌。而且，高楼层住户常在狭窄的空间里烧饭，使用炭火盆取暖，使用油灯照明……这些可能会引发火灾。住在低楼层的人，更容易逃跑获救；住在高楼层的人，尤其是与鸽子为邻的顶层住户，通常是最晚察觉到灾情的人，一旦发现火灾，逃生的机会往往已经很小了。

为了避免更多的灾难发生，奥古斯都当上皇帝之后颁布了法令，规定因苏拉最高不得超过20米、5层楼。公元64年，罗马发生了一起重大火灾，大火烧了6天才

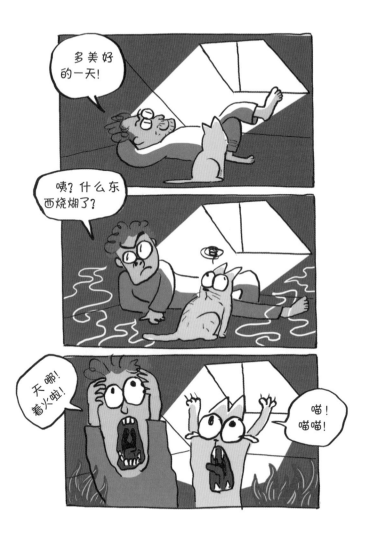

被扑灭，4座公寓楼被毁。从那儿之后，政府颁布了消防条例，规定因苏拉最高不得超过18米。

但是，悲剧并没有因为这样的政策而不再上演。被烧毁的房屋下的土地会继续出售，然后在同一地点建新的豆腐渣工程。这是一种恶性循环，罗马的不少名人是贫民窟的领主，杰出的演说家和政治家西塞罗的大部分收入就来自他所拥有的房产的租金。

不过，尽管生活烦恼多，但是住在顶楼的住户却享有罗马富人都没有的绝佳观景点。白天，美丽的神庙、穿梭的人流，人间烟火尽收眼底；夜晚，星光月色映照下的城市，别有一番静谧之美。

或许，这些只有在高处才能欣赏到的美景，也算是困窘生活中的一抹亮色吧。

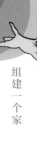

　　他们可能做梦都想不到，2 000 多年后的今天，那些生活不便、危险频发的顶层贫民窟，竟摇身一变，成了人们竞相追捧的观景豪宅。

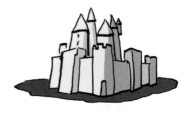

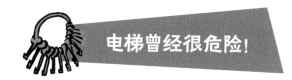

电梯曾经很危险！

"嘿哟嘿哟……终于爬到第10层了！"

"嗯，加油，还有……12层就到了！"

"天哪，电梯什么时候才能修好呀？"

如果不是电梯（升降梯）坏了，我们可能想象不到自己有多么依赖这种发明。不过，在170多年前，人们却不敢乘坐升降梯。因为那时候的蒸汽升降梯一直有一个安全问题无法解决，那就是如果负责牵引升降梯的绳索被磨断，那么搭载货物的平台（轿厢）就会从高处急速坠落。

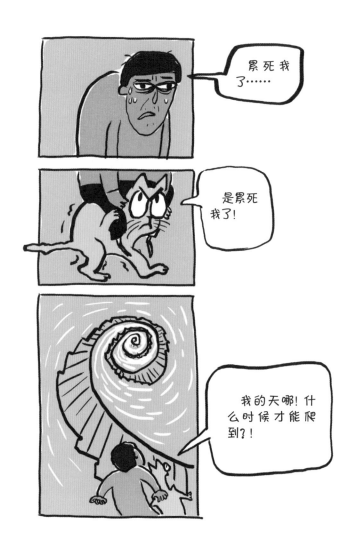

直到有人在众目睽睽之下做了一个试验，才引来了不少敢于"吃螃蟹"的人……

1854 年，在纽约举办的世界博览会上，一位发明家为台下的观众带来了一出惊心动魄的表演。当时，他站在一个高高升起的升降梯平台上，身旁只有几个木箱和大木桶。他命令助手用斧头砍断了升降梯的提拉缆绳，台下的所有人都屏住了呼吸，胆小的甚至闭上了双眼。"嘭！"轰隆隆下降的升降梯突然安然无恙地停了下来。

这位以身试险的发明家名叫伊莱沙·格雷夫斯·奥的斯，他并没有发明升降梯，而是为升降梯发明了一个刹车装置——在升降梯平台突然加速下落的时候，弹簧会强迫棘轮啮合导轨，安全固定轿厢。当日，奥的斯又

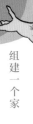

多次重复了这个实验，最终，他的表演让在场所有人都相信了升降梯是安全的！

1857 年，第一台奥的斯商用客运升降梯被安装在纽约市的一家五层百货商场里。很快，升降梯就"调高"了世界的天际线，使摩天大楼成为现实，也使得顶层公寓的价格飞升。19 世纪末，清朝大臣李鸿章访问美国时住在一家刚建成的 20 层楼高的酒店里，那是他第一次看到升降梯，十分惊讶。

其实，早在 2 000 年前，人们就开始探索如何制作一台"升降装置"了。公元 1 世纪，罗马建筑学家维特鲁威曾提到过阿基米德在公元前 200 多年设计的一个升降梯，那是一个用绳子和滑轮组成的起重装置，牵引的绳索被缠在一个绞盘上。古罗马圆形剧场就使用了这种

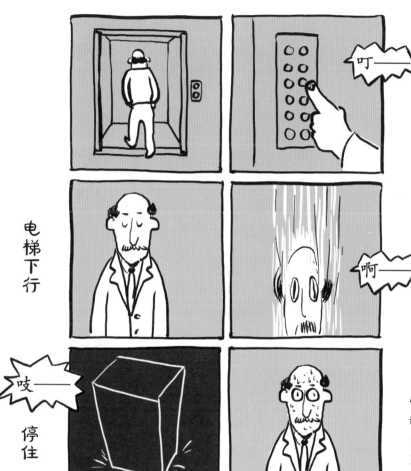

升降梯，将角斗士和大型动物通过竖井送至竞技场进行角斗。

18 世纪，法兰西波旁王朝第四位国王路易十五的舒瓦西城堡里就有一张"飞行桌"。当国王摇动铃铛，楼下厨房里的厨子就会在"飞行桌"上摆好一桌美味佳肴，通过升降梯送到国王的房间，这样，国王和客人就能在没有仆人打扰的情况下用餐了。

如今，最常见的曳引式电梯比自动扶梯甚至楼梯都要安全（因为爬楼梯可能会摔倒）。这种电梯的运行速度一直被监控着，一旦控制系统出现异常，电梯就会自动停止运行。而且，曳引式电梯能对停止位置进行精确控制，即便是因人员进出而产生的微小偏差也能被检测出来，并通过卷起曳引钢丝绳进行微调，避免轿厢与电梯入口错位。

　　虽然我们不知道站在19世纪的电梯里是什么感受，但很明显，经过了100多年的发展，电梯的安全性、舒适性以及节能性都在不断提升。

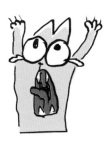

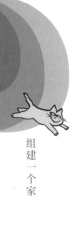

拜拜了，钥匙

夜色深沉，仿佛被墨染过一般，时间像是凝固了，四周很安静，只有微风摩挲树叶的细碎声响。就在这时，突然闪出一个人影！他拿出一个小工具，小心翼翼地插入了一把沉睡的门锁……

"吧嗒……"

电影院里鸦雀无声，所有人都屏住呼吸，心跳加速。大银幕上的那个小偷儿轻轻松松就把门撬开了，主人丝毫没有察觉，小偷儿神不知鬼不觉地把各式珍宝装进了口袋，逃之夭夭。

可是，没有钥匙，他是怎么把门锁给打开的呢？接下来，我们聊聊锁和钥匙的故事。

在很久很久以前，原始人会把珍贵的东西藏在洞穴或中空的树干里。考古学家曾在埃及的一座宫殿中发现了已知最古老的锁，据估计，这把锁已有 4 000 多年的历史。

这种锁有一个配套的木栓，木栓上被挖了几个孔，锁上有与孔数相对应的木销。当木栓插入锁中，木销落入木栓的孔里，门就被锁住了。和这种锁相配的钥匙是一个形状像牙刷的木条，将钥匙插入木栓后，向上抬，木销便被顶起，就能拉开木栓，把门打开了。其实不仅在埃及，古代的中国、日本、印度都有这种木锁。

古罗马人用铁制作锁，用青铜制作钥匙。富人会把

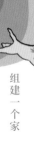

他们的贵重物品放在家中的"保险箱"里，并把钥匙当作戒指戴在手指上。这种做法不仅可以防止钥匙丢失，也是一种身份的象征。

中国古代最常见的锁叫作广锁，是一种根据簧片原理制成的挂锁，锁栓上有一个缺口，通过这个缺口，簧片咔嗒一声就锁上了。广锁的钥匙是一个长条的金属片，将钥匙插入锁孔，压住簧片，就能把锁打开了。

不过，古代的锁对防盗起不到多大的作用。相传，在几个世纪以前的西班牙，有个街区的住户为了安全，雇用了一名守夜人巡逻，并由他掌管所有住宅的钥匙。想要进出家门的住户需要使劲儿地拍手，叫来拿着钥匙的守夜人，人们用牺牲行动隐私换取安全保障。这个故事的真实性虽有待考证，但是，也让我们多多少少了

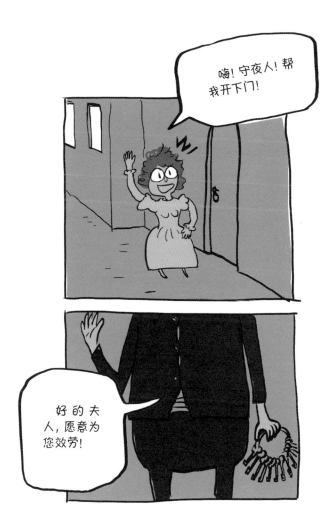

解到过去的人们对锁具的不信任。

1848 年，美国的奈纳斯·耶鲁发明了弹子锁并申请了专利。后来，他的儿子对这把锁加以改良，并于 1861 年获得新的专利。弹子锁综合了许多锁的优点，其中就包括我们前边讲到的古埃及使用的木锁。弹子锁由不能转动的外筒和能转动的锁芯组成，转动锁芯才能打开门锁。弹子锁的钥匙小而扁平，一边是锯齿状的。其圆柱形锁芯上并排开有 5~6 个小孔（外筒也有相应的小孔），每个孔里面装有两个柱销。正确的钥匙插入后，压住细弹簧，使上下两排销子齐平时，钥匙才能带动锁芯转动，锁被打开。

比起古代的锁，弹子锁很难被撬开，在很长一段时间，全世界都在使用这种锁。但是，进入 21 世纪后，一

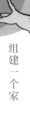

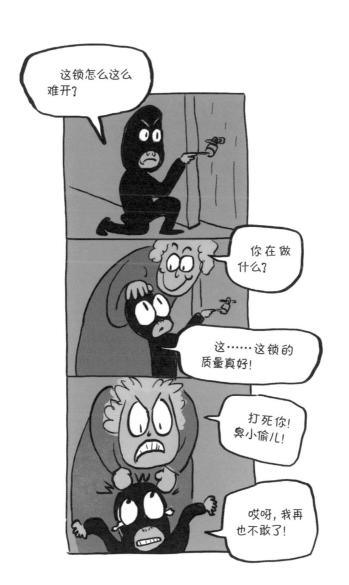

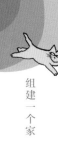

种新型撬锁工具使弹子锁变得不那么安全了。人们为了防盗，研制出撬锁工具几乎无法撬开的高性能锁芯。而另一方面，开门的钥匙也发生了翻天覆地的变化，它可能是一张卡片、一串密码，或者是人类的指纹、虹膜……

尽管人们一直把钥匙与安全联系在一起。但是，新时代的智能科技有一个显而易见的好处，那就是不用再担心丢钥匙了。

调制美梦的配方

睡上一张床用了多少年？

"妈妈，我可以在床上吃东西吗？"

"不可以！"

"我可以在床上玩平板电脑吗？"

"不可以！"

"我可以在床上睡觉吗？"

"不……嗯，可以。"

"哈哈哈，妈妈，你太好笑了！"

"有什么好笑的？很久以前，人类不睡在床上，甚至不睡在地上。"

"啊？没有床怎么睡觉呢？"

原来，在很久很久以前，原始人类不仅没有床，而且……很可能是睡在树上的。尽管他们已经掌握了在地面行走的技能，但身材仍然很矮小，跟我们在动物园里看到的成年黑猩猩差不多高。如果夜晚睡在地上，就很容易遭到夜间出来捕食的动物攻击。

在树上睡觉，是许多灵长类动物和原始人类躲避夜间攻击的方式。科学家通过研究早期人类的化石，验证了这一说法。原始人类仍然保留着有助于爬树的身体特征，比如弯曲的手指和长长的手臂。他们可能会用树枝和树叶筑巢，就像今天的黑猩猩一样。

科学家认为，原始人类在学会如何获得自然界中的火种，并会控制火之后，就在夜晚生起火堆，驱赶老虎、鬣狗等凶猛的动物，人们才开始尝试躺在平地上睡个安稳觉。

在劳累了一天之后，人们回到洞中，将白天捕获的猎物架在火上烤熟，分而食之。吃过饭之后，原始人的"动画片"时间就要到了——一位裹着动物皮毛的男子从火堆中取了一支巨大的火把，然后，把火把插在了离洞壁不远的土地上，自己则站在火把的后边，火光把他的影子投射到洞壁上，看起来就像一头野牛。男子双手举着兽头摆出各种造型，他的表演把所有人都逗乐了。孩子们按捺不住，纷纷加入了表演的队伍……等到天完全黑了下来，睡觉的时间就到了，人们在山洞里最平坦的石块上铺好稻草、树叶，或者兽皮，这便是当时的"床"了。

不过，把山洞当家，毕竟有很多不完美的地方。比如，天然的山洞通常空间有限，人多了就住不下了；洞口往往无法遮蔽，冬天来了，人们也只能任由刺骨的寒风从洞口吹进来……

于是，渐渐地，人们就不住在山洞里，而是修建房屋了。

在我国陕西西安的半坡遗址，考古学家发现了很大的聚落遗迹，这大概就是原始人居住的"社区"了。"社区"里有很多房子，每个房子都是"木骨泥墙"，也就是以树木枝干做骨架，敷上泥土作为墙面，这样能够遮风挡雨、御寒保暖。"社区"里所有的小房子围成一个大圆圈，中间是一个面积很大的广场和一所大房子。

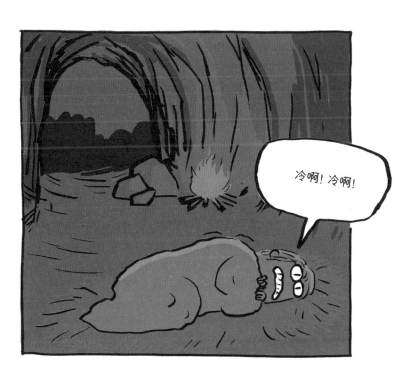

所有小房子的门都朝向广场，哪怕是河边或者背阳的房子也不例外。这个原始人居住的"社区"外围有壕沟环绕，还有大门和哨所。

有了这两重保护，夜幕降临的时候，就很少有凶猛的野兽能够侵袭"社区"里的居民了。

也是在那个时期，一种古老的床出现了，它是一个高出地面的土台。在"社区"中心的大房子里，前边的大空间通常用来聚会和举行仪式，后边的三个小房间建有土台，相当于卧室。睡觉用的土台上铺着树叶、柴草和编织的席子，枕头由草扎成，被子则是由兽皮或麻布制成的。

是不是和我们今天的房间有点儿像了呢？

看到这里，你可能要问了，什么时候才出现了真正

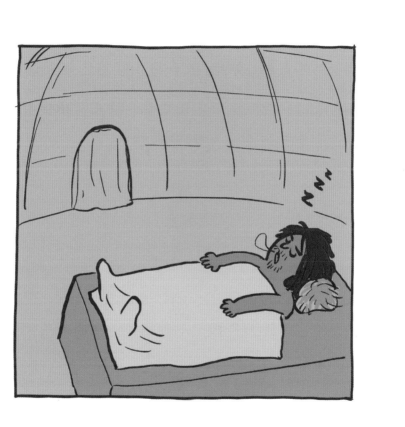

的床呢?

　　我国曾经出土过战国时期的上漆折叠床,距今有2 000多年的历史。当时,很多贵族家庭已经开始使用大床,不过,这张大床可不单是用来睡觉的,人们吃饭、会见客人、读书都可以在床上进行。

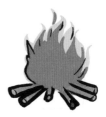

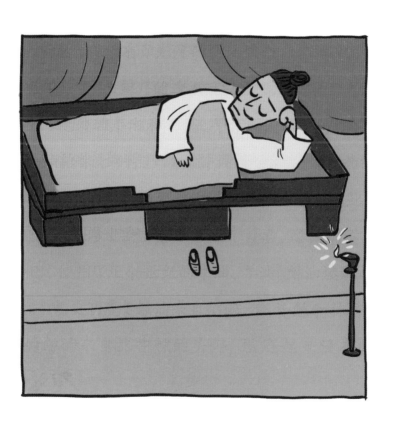

从古至今，谁的床垫最舒服？

每天晚上，我最喜欢的事就是洗完澡在床上跳来跳去，简直就像在蹦蹦床上一样，真是太好玩儿了！不过，你知道吗？想要一张有弹力的床垫，可不是件容易的事呢！

世界上最古老的床垫可硬着呢！在上面光着脚丫子使劲儿跳一跳，多半就要抱着脚喊疼了。

考古学家曾在南非的一处遗址发现了一张有77 000年历史的床垫，这是迄今为止我们发现的人类最早的床垫，它由一层层的树叶和草制成。考古学家说，这张床垫可能既是睡觉的地方，也是工作的地方。有趣的是，这种床垫还有防蚊虫的功能——除了草，床垫里边有一种能够散发特殊味道的叶子，可以杀死蚊虫。

睡在这样的床垫上，已经比挂在树上或是躺在硬邦邦的地上舒服多了，至少不用担心睡着睡着扑通一下从树上掉下来了……不过，床垫铺在地上，还是免不了遭受蛇的侵害。

于是，人们开始把床和床垫抬高，离开地面一段距离。大约在 5 000 年前，古埃及人把床抬高了，这样不仅减少了灰尘，增加了空气的流通，还能免受一些害虫和蛇的侵害。

古时候，床垫的填料与今天的大不相同，羊毛、羽毛、干草……可谓五花八门。古代波斯人甚至会用灌满水的山羊皮来做床垫；在美洲，人们就地取材，使用玉米穗填充床垫，但这种东西用起来非常不舒服，还会发出嘎吱嘎吱的响声。

当然，最常用的填料还是稻草，但是稻草容易戳穿床垫罩子，人们睡觉时被扎醒，估计是很常见的事。除了稻草，羊毛或者马鬃也是比较合适的选择，但这些材料往往有一股难闻的味道，羊毛里还会有小虫子出没。比较穷的人家有时候会把牛粪挂在床柱上，认为能起到防蛾子的作用，不过，这个办法能不能防蛾子不知道，但一定能"促进睡眠"，毕竟人还没睡着，可能就已经被"熏晕"了。

富裕人家的情况就不一样了。

他们的床垫里装满了羽毛，床垫外面的罩子是用

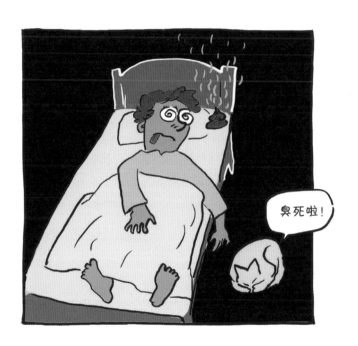

天鹅绒和丝绸做的，躺上去就像掉进了装满棉花的池子。所以，就算羽毛里住满了跳蚤、臭虫和各种奇奇怪怪的家伙，依然有人喜欢赖在床上。

比如法国的太阳王路易十四，他就很喜欢在床上办公。每天早上八点半，侍从会来叫国王起床。然后，医生检查国王的身体。紧接着，享有特权的随从、亲近的官员、国王的亲戚，陆续进入路易十四的卧房，看着他梳洗、穿衣服、吃早餐……

你可千万别觉得奇怪，这在当时可是件极其荣耀的事呢！

这些最尊贵的观众全部都是男性，可能有100人那么多。有时，国王也喜欢在床上办公，他枕着枕头，慵懒地主持着会议，与朝臣们商议国事。

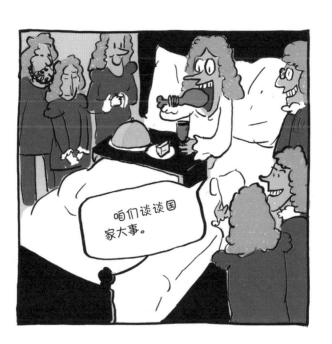

说到这儿，你可能要问了，那我们睡的这种可以弹起来的床垫，是什么时候出现的呢？

弹簧床垫大概是在 150 年前被发明出来的，但直到 60 多年后才流行起来。发明它的人——韦斯特法尔没有得到任何好处，最终在贫困中死去。大概 50 年前，美国航空航天局发明了一种"记忆海绵"，如果你把手压在上面再拿开，它会缓慢地弹回来。这项发明一开始是为了在太空中减震用的，后来被开发成了床垫。直到今天，这两种床垫依然被大多数家庭使用。

从最早的稻草床垫到今天的席梦思床垫，床垫已经发生了翻天覆地的变化，人们追求的目标始终是让人类拥有更舒适、安全、健康的睡眠。在舒适的环境下睡上一觉，开启美好的新一天。

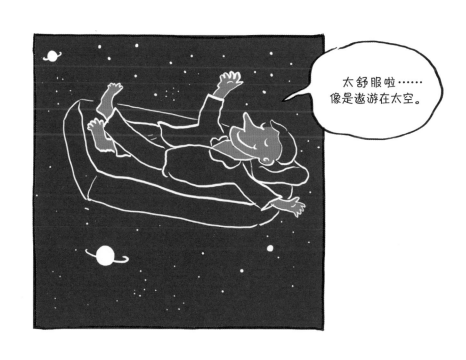

你知道枕头曾经有多奇怪吗?

"咣当⋯⋯"

夜深了,刚刚睡熟的书生突然惊醒了,原来呀,他的脑袋从枕头上滑落了下来,"咚"的一声磕到了硬板床上。

天哪,他的枕头居然是一截圆滚滚的木头?!

不必太惊讶,只见那个惊醒的书生揉了揉眼睛,从床上爬了起来,坐在桌边开始读书。啊,原来这个枕头还能当闹钟呀!书生夜夜苦读,常因疲累不堪而沉睡不醒。圆木枕头放在硬邦邦的木板床上很容易滚动,熟睡的书生只要稍微动一下,它就会滚走,顿时脑袋跌在木板床上，书生一惊醒，就可以立刻爬起来继续读书。

故事中的这个书生就是我国北宋的大文学家、政治家、"斜杠青年"司马光，他从小就是个学霸。每次老师上完课，哥哥弟弟们只要能勉强背得出来，便纷纷丢开书本跑到院子里去玩。只有司马光不肯走，读了一遍又一遍，合上书能一字不错地背诵下来，才肯休息。

从小到大，他的卧室里总有一个圆木枕头。若是他困极了，就睡一会儿，惊醒了，便起来读书。司马光枕的这个枕头就叫"警枕"。警枕有着非常悠久的历史，1 000多年前，吴越王钱镠带兵打仗，为了保持高度的警觉，也枕着警枕睡觉。

不过，读到这儿，你一定要说了，这个枕头睡起来肯定不舒服！

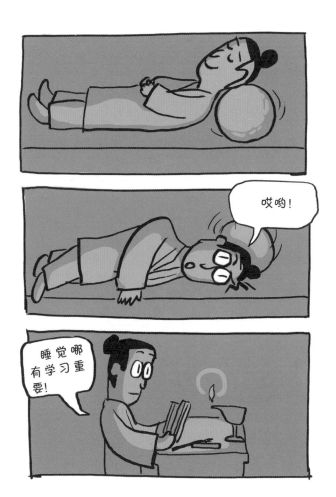

这有什么，还有更不舒服的呢！以前的人常常是找到能垫头的东西就拿来当枕头，比如说，嗯……石头！

早在公元前 7 000 多年，美索不达米亚人就将石头当作枕头。显然，这种枕头不是为了舒适，而是有一个更实际的用途。那时候，人们都睡在地上，小虫子很容易爬进头发、鼻子、嘴巴和耳朵里，为了防止这种情况发生，人们在睡觉的时候会枕在一块石头上。当然，不是每个人都能拥有舒适的石枕，于是，这些枕头就成为一种身份的象征。你拥有的枕头越多，人们就越尊敬你。

古埃及人也用枕头，除了石枕，他们有时也用木枕。枕头对古埃及的死者具有特殊的意义，因为古埃及人认为头是身体最神圣的部分，死后也要用枕头支撑。

在古希腊和古罗马，人们喜欢用柔软的枕头，他们把稻草、羽毛或芦苇装到袋子里。不过，这种枕头只有富人才用得起。

我们国家很早就有软、硬两种枕头，比如，湖南长沙马王堆西汉墓出土过一件绢枕，就属于软质枕头。此外，考古发现的枕头种类很多，有玉枕、木枕、漆枕、锦枕、铜木合制枕等。

在这些枕头中，瓷枕是一种特别的存在，它为陶瓷制品，非常漂亮，有的上边写着字，有的画着画，有的被做成老虎的模样。古代人无论男女都挽着发髻，躺在瓷枕上睡觉，发髻就不会乱了。古时候，科技不发达，大多数的工作需要人力完成，体力消耗大，导致人们十分劳累，回到家一沾枕头就能睡着。在瓷枕上熟睡的人若是翻个身，很可能会从枕头上滑下来，人就惊醒了，因此瓷枕更适合短时间休息时使用。

而且，瓷枕还有一个优点就是清凉。在夏天使用，有避暑的作用。古代没有空调，炎炎夏日，酷热难耐，枕上一个凉凉的瓷枕，别提有多美了！

现在，我国古代瓷枕是很多博物馆的馆藏品。著名的大英博物馆收藏着一件非常可爱的瓷枕，枕头的外围装饰有较宽的黑边，其余部分是用白釉装饰的。枕面中央画了一头跳舞的黑熊，它被拴在一根木桩上。可见，那时候就有马戏了，观看黑熊表演在当时可是一项流行的娱乐活动呢！

好了，关于枕头的故事，我们就聊到这儿吧，你的枕头是什么样的呢？它是不是很舒服呢？

"两相睡眠"，你敢挑战吗？

"好了，该睡觉了。"

"妈妈，我可以再玩一会儿吗？我一点儿也不困！"

"你睡得太晚，早晨上学就要起不来了，以前没有电灯的时候，人们都是天一黑就睡觉！"

"啊？我刚才看动画片的时候天就已经黑了。"

"在以前，人们的睡眠习惯跟今天是不一样的，不会一觉睡到天亮，而是半夜要起来工作、学习……可辛苦了呢！"

这究竟是怎么回事呢？

我们常常会听到一个说法——睡足 8 小时。一个成年人一天要睡够 8 个小时才是健康的。小孩子的话，需要更长的睡眠时间，可能是 9~12 个小时。

美美地一觉睡到天亮，是我们每个人的理想睡眠。

不过，在没有电灯的时候，虽然人们也睡 8 个小时，但是会分为两个不同的阶段，每个阶段大约 4 个小时。有学者对前人的文学作品、画作和日记进行了详尽研究后发现，人们曾经的睡眠模式是在天黑时上床，睡 4 个小时，醒来一会儿，起来工作、思考、读书……然后进入第二次睡眠，再睡 4 个小时。

古希腊的吟游诗人荷马，就曾经在作品中提到过这种睡眠模式。历史学家发现，在中世纪的欧洲，人们在夜间保持清醒，是为了警惕臭虫或纵火犯。

不过呢，这种被称作"两相睡眠"的模式，并没有延续下来。

随着人工照明的普及，人们的生活和睡眠习惯都发生了很大的改变。到了1700年以后，欧洲的城市陆续安装上了路灯，天黑后，人们可以选择不回家，而去公共场所闲逛。而在此之前，若人们晚上在路上游荡，一准遇不到什么好事，比如，可能"偶遇"有人从窗户向外倒尿壶。

在美国，巴尔的摩在1816年成为第一个用煤气灯照明的城市。一个世纪后，大多数街道和庭院通了电。随着照明设施逐渐普及，晚上出门成了一种时尚，人们推迟了就寝时间。

调制美梦的配方

在大多数工业城市里，白天按时上班、按时下班的人们不再有精力半夜爬起来消磨时间。而且学校的开课时间也是固定的，这就迫使人们遵守新的作息时间表。

准时起床的需求出现之后，世界上最"不受待见"的发明出现了！

没错，它就是闹钟。

一个叫哈金斯的美国人在1787年发明了世界上第一个机械闹钟，可以在凌晨四点把他叫醒。其实，他自己是不用早起工作的，只不过"在日出前起床"是他一直坚持的生活准则。

他的这份闲情逸致令人羡慕不已。自从工业革命开始以来，人们就想尽办法来确保按时上班。在英国

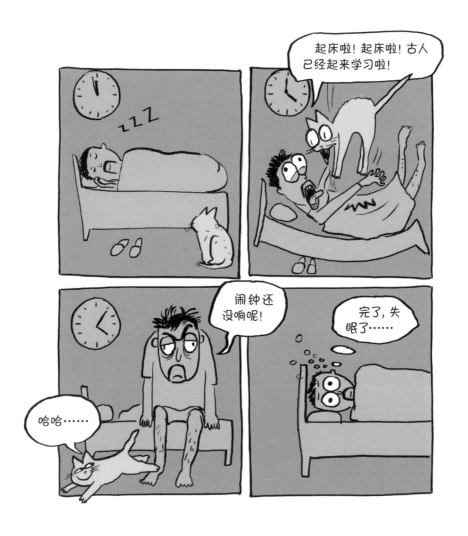

和爱尔兰，有一种很流行的方法，就是雇用"叫早的人"。只需向他们支付费用，那些起得很早的老人，还有值夜班的警察，便可以充当"人肉闹钟"，准时哐哐哐地敲门以唤醒睡梦中的人们。当然，他们使用的工具可谓五花八门，什么警棍啊，弹弓啊，只要是能把人叫起来，什么都能用。听起来，这份工作似乎格外适合那些容易有起床气的人，起床、出门，冲着别人家的大门"狂轰滥炸"一番，心情可能就好多了。直到 20 世纪 20 年代，随着闹钟的普及，这一职业才逐渐消失。

虽然，我们会觉得以前人们的睡眠方式很奇怪，但是，据说当人每天在完全黑暗的环境中待上 14 个小时，就会进入这种睡眠模式——两次四小时的睡眠。不怕黑的小朋友，你愿意试试吗？

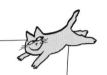

小贴士：

　　直到今天，人为什么会做梦这个问题仍然没有一个明确的答案。有人认为，做梦是大脑在处理白天经历的事，所以，有时我们会梦到那些正在发生的事；还有一些人认为，梦是人在睡觉时由大脑随机激活引起的随机想法，所以，我们才会梦到一些奇奇怪怪的东西。尽管这些观点都是科学家的推断，但有一点是可以肯定的：当我们睡着时，就像电脑进入"睡眠"模式一样，我们的大脑并没有"断电"，只是没有那么努力地工作而已。

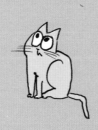

家居生活更美好

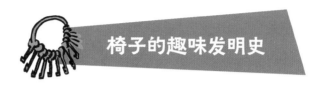

椅子的趣味发明史

"宝贝,你怎么了,是不是遇到什么不开心的事了?"

"妈妈,今天老师批评我了……"

"为什么呢?"

"因为……我上课的时候没认真听课,还从椅子上出溜到地上了,全班同学都笑我……"

小朋友,你有没有过类似的经历呢?在椅子上坐的时间长了,总是想左转转,右转转……觉得哪儿哪儿都不舒服。

不过,我们的祖先可是在很长一段时间里都没有

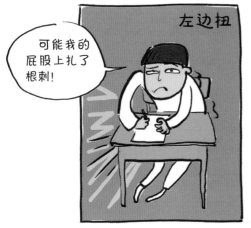
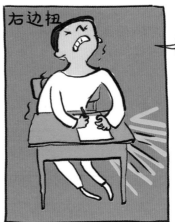

椅子坐呢! 这篇文章, 就让我们来聊聊椅子吧!

东汉末年, 有个叫管宁的人和华歆是好朋友。他们俩非常要好, 经常在一起谈天说地, 还喜欢坐在同一张席子上读书。不过呢, 管宁和华歆的性格不一样, 管宁是个真正的学霸, 他喜欢安安静静地读书学习; 华歆呢, 比较爱热闹, 还有点儿爱慕虚荣。常常是两个人正看着书呢, 只要是有身着华服, 或者驾着"豪车"的人经过, 华歆就想跑出去多看几眼。

管宁虽然嘴上不说, 但心里却不太喜欢。

后来, 管宁便割断了他俩共坐的席子, 掀翻了"友谊的小船", 对华歆说: "我不和你做好朋友了!"这个故事就是"割席断交"的典故。

读到这儿, 你一定要问了: 不做好朋友了, 为什么要

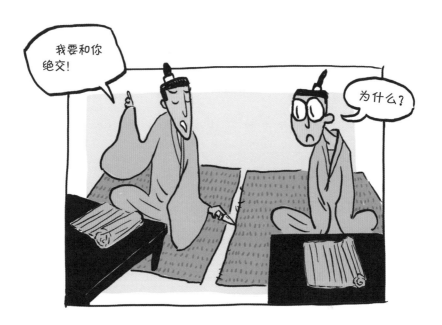

割席子呢？其实，这就像是同学之间闹别扭，在课桌中间画一道线一样。清高的学霸管宁就以割开共坐的席子的方式，单方面和华歆绝交了。

在管宁生活的时代，人们是不坐椅子的。在进门之前，你要先把鞋子脱下来，进门之后要席地而坐，无论是读书还是吃饭，每个人面前都摆着一个低矮的小桌子。如果你想要坐下来，先得跪在地上，然后把屁股稳稳地放在脚后跟上。

如果坐累了想换个姿势，比如屁股着地，随意伸开两腿，这可是很不礼貌的姿势哟！这样的坐姿，在当时叫"箕踞"。2 200多年前的战国末期，有一个叫荆轲的刺客刺杀秦王嬴政失败，他临死时挣扎着靠在柱子上，用"箕踞"这种坐姿笑骂，羞辱秦王嬴政。坐在荆轲对面的秦王，也就是后来的秦始皇，感觉受到了莫大的侮辱，非常愤怒。

那么，人们什么时候才坐上椅子了呢？

这与一位生活在1800多年前的皇帝还多少有点儿关系。《啊呜一口全吃掉》一书里讲过喜欢吃"西餐"的皇帝——汉灵帝的故事，他呀，不仅喜欢吃"西餐"，还喜欢用"进口"家具。那时候西北游牧民族的胡人喜欢用一种座椅——胡床，它跟今天的马扎有点儿像，人坐上去后两条腿可以自然垂下来。汉灵帝觉得胡床不错，便让人给他也置办了几个。后来，胡床在民间逐渐流行起来，几乎在各种场合都可以找到它的踪影。又过了几百年，到了唐末五代时期，椅子已经在江南流行起来了，顾闳中的名画《韩熙载夜宴图》中就已经有了椅子的

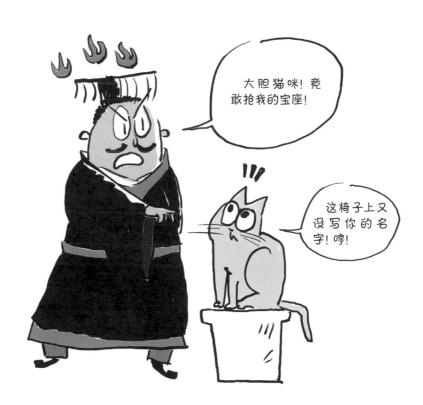

身影。如今，这幅画就珍藏在故宫博物院，不定期展出，有机会的话，你一定要去看看。

后来，人们的坐姿终于由盘腿过渡为垂足而坐。随着坐姿的变化，家里边的其他家具，比如桌子、床等都跟着变高了。

读完这篇文章，当你再坐上一把小椅子时，不妨回想一下椅子的发明史。

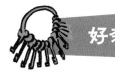

好奢侈，竟然用鲸油照明！

"妈妈，你在看什么书呢？"

"哦，这是一本写鲸的书。"

"我也喜欢鲸，你可以给我讲讲吗？"

"好吧！"

"嘿，你看，那是什么？鲸！一头鲸慢慢浮出了水面。它没有丝毫的惊慌，显然，是没有听到捕鲸人的声音。

捕鲸人知道，这家伙的肺在重新充满空气之前，是不会潜入海底的。它下潜一点儿，又浮上来；再下潜一点儿，又浮上来……捕鲸人就坐在船的边缘，看着它懒洋洋地、安静地呼吸着。

是时候了！

捕鲸人悄悄地举起了鱼叉，待鲸完全露出水面，便将鱼叉直直地插入它那厚厚的鲸脂。鲸巨大的身体颤动了几下，捕鲸人迅速抓起第二支鱼叉……"

"啊，好可怕，我都不敢听了……妈妈，他们为什么要捕鲸呢？我们不是该保护动物吗？"

"因为那时候的人们几乎没有保护动物的意识，鲸的肉可以吃，鲸油可以用来照明！"

原来，在电灯被发明之前的几千年里，到了晚上，人们只能用蜡烛或者小油灯来照明。

过去的蜡烛要么是用动物油脂做的，要么是用蜂蜡做的。在我们国家，以前室内照明用的油灯所用的油主要为炒菜用的豆油、菜油；在室外，富人家夜晚行路用灯笼照明，灯笼里边固定好一支点燃的蜡烛，这便是我们所说的"秉烛夜游"了；有的城市中心，在最繁华的街巷还设有天灯。

据说，因为点蜡烛，西西里王国还发生过一件很吓人的事。

卡洛琳王后的御医在给他的主人实施"放血治疗"的时候，假发意外被一支蜡烛点着了。嗬，这可把大家吓坏了，一位机灵的仆人赶忙端来一盆水，冲着惊慌失措的御医浇了过去……一阵手忙脚乱之后，火终于被扑灭了，御医也成了"落汤鸡"，治疗只能推迟了，至少也得等到王后笑完了再继续。那场面，比马戏还搞笑，足够王后笑一个月的。

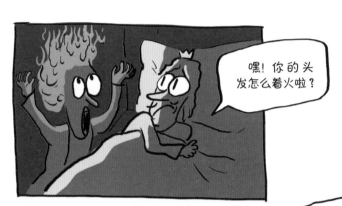

嘿！你的头发怎么着火啦？

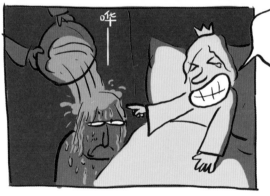

哗——

你像一只可怜的落汤鸡！笑死我了……

大概在 500 多年前，人们开始在油灯里填入鲸油，鲸油的使用给人们的生活带来了很大的变化。鲸很大，鲸油产量也很大。有了充足的鲸油做灯油，工人们就可以连夜工作了，纺织厂的工人可以在鲸油灯的照耀下，通宵达旦地处理羊毛和棉花。早期英国沿海的灯塔，靠燃烧鲸油给来往的船只导航，即使在最恶劣的天气条件下，远在海上也能看到这种燃料发出的光，因此，灯塔看守人特别珍视鲸油。

　　相比使用了几个世纪的牛油、羊油，鲸油燃烧起来更清洁，也更明亮。鲸油来自须鲸、露脊鲸和抹香鲸，最好的鲸油来自抹香鲸的头部，燃烧起来没有腥臭味。

　　不过，鲸油的这些优点，也给鲸的种群带来了致命的打击。

由于捕鲸业的发达，距离港口较近的海域已经看不到鲸了，捕鲸船不得不到更远的地方寻找那些大家伙……曾经在大西洋航行的捕鲸船不得不跨过美洲大陆去到太平洋。他们一旦离开美国东海岸，可能在一两年内都不会回来。

鲸油变得越来越昂贵。从抹香鲸的鲸脑中提炼出的高质量油，叫价甚至跟黄金差不多。就在鲸被猎杀到濒临灭绝的时候，1846 年，加拿大地质学家亚伯拉罕·格斯纳发明了煤油。

这种横空出世的化石燃料，燃烧起来比鲸油更清洁、更明亮。最初，煤油的生产成本很高，但随着技术的改进，人们很快制造出了成本很低的煤油，由廉价的

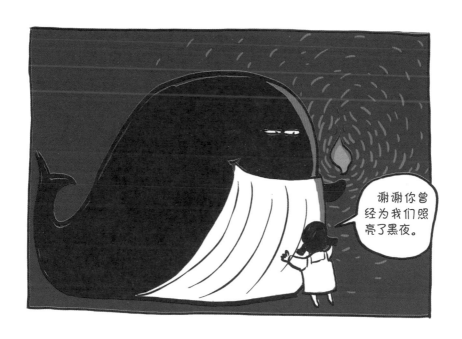

煤油燃起的油灯在夜晚照亮了千家万户, 也照亮了城市的夜空。

捕鲸业的大亨们曾发出警告, 煤油在家庭使用太危险, 因为会爆炸。不过, 他们说的情况从未发生过。

如今, 我们靠电来照明, 无论是白天还是黑夜, 都可以轻而易举地获得光明。不过, 读了这个故事, 你就知道了: 为了照亮夜晚, 世界上还有那么多的鲸失去了生命!

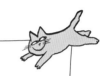

小贴士：

　　火是一种能够产生光和热的化学反应。想要理解这种反应是如何发生的，我们得知道物质是怎么构成的。在生活中，你能看到和触摸到的一切物质都是由原子构成的，它们非常非常小，相互结合在一起形成分子。很久以前，人们照明用的蜡烛是由动物的脂肪制成的，其中的每个分子都有碳、氧和氢原子。当蜡烛被点燃的时候，构成蜡烛的分子会剧烈运动并"解体"，一旦和空气中的氧结合，就产生了光和热。

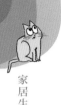

人鼠大战，从未停止！

提起老鼠，你首先会想到什么？

是米老鼠、舒克、贝塔，还是《汤姆和杰瑞》里把汤姆猫耍得团团转的杰瑞，抑或是《料理鼠王》里一心想成为大厨的小米？

这些荧幕上可爱、聪明、勇敢的小家伙，如果突然出现在你的房间里，可能就不那么讨人喜欢了吧。

其实，从古至今，人类与老鼠的斗争从未停止过。

如果回到100多年前维多利亚时代的英国伦敦，你可能会在哈特街的拐角处看到一出精彩的"戏码"。

看，一位男士把手伸进了一个笼子里，随后抓出了一把老鼠！现场的观众连连发出惊叫声。接着，他竟然把六七只脏兮兮的老鼠塞进了贴身的衬衫里，可想而知，这些上蹿下跳的老鼠都紧贴着他的皮肤……

这位勇敢的"演员"，便是"捕鼠大王"杰克·布莱克。平日里，他最喜欢驾着一辆装满老鼠的大车在城市里闲逛、表演捕鼠并兜售自制的鼠药。表演结束后，布莱克就会带着一大群狗和其他动物帮手，潜入伦敦的地下室和下水道去捕捉更多的老鼠。据说，那时候的捕鼠人如果每年抓到 5 000 只老鼠，或每天抓到大约 13 只老鼠，就能获得多种特权。

其实，不仅是在 100 多年前的英国，我国的历史文献里也有不少捕鼠的记录。比如，2004 年底，考古学家

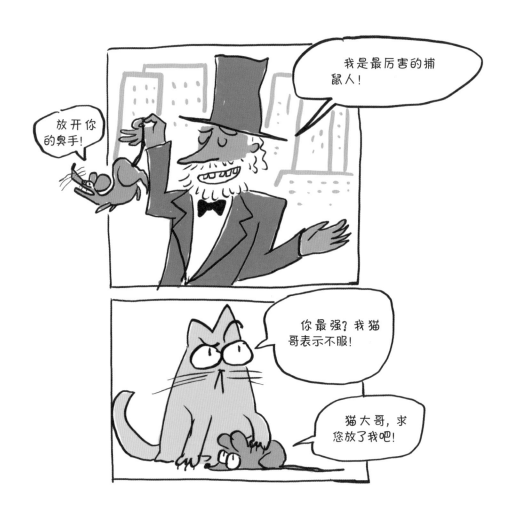

在南越国宫署遗址内发掘了一口南越国时期的古井，从中清理出百余片南越国木简。其中有几片木简的简文与捕鼠有关：南越宫廷规定每个奴隶需抓够5只老鼠。一个叫虏的老奴因为没有抓到老鼠，要被竹板打50下！陵捉到了3只老鼠，仍要被笞打20下。另有12人捉到了规定数量的老鼠，不受笞打。

为了捕鼠，人们还发明了各式各样的捕鼠器，其中最有名的"捕鼠神器"可能就是动画片《汤姆和杰瑞》里常常出现的那种了。在动画片里，汤姆总是企图靠捕鼠器来捕获杰瑞，但是，杰瑞实在是太聪明了，每次受伤的都是汤姆自己。

1897年，英国里兹的五金商人詹姆斯·亨利·阿特金森发明了一种名为"小钳子"的捕鼠夹，它有个好听的英文名,叫"Little Nipper"。制作"小钳子"捕鼠夹的材料非常简单,只需木质底座、弹簧和金属线即可。使用者可以在上面放上奶酪、火腿、蛋糕……当一只贪婪的老鼠爬上底座试图取下诱饵,就会在瞬间触发机关,导致老鼠死亡——想想动画片里汤姆的惨状,你就可以略知一二了。

不过几千年来,无论是依靠鼠药、老鼠夹还是捕鼠能手,人类都没能在人鼠大战中获得绝对胜利。城市中的老鼠队伍不断壮大的原因有三个:首先,它们几乎什么都吃;其次,它们繁殖能力极强,一只雌性老鼠每次能产下几只到十几只幼崽,而这些幼崽只需要几个月的成长时间,就能繁殖下一代;第三,它们既大胆又聪明,知道什么是安全的,什么是危险的。

如今，一些城市尝试使用干冰，也就是固体的二氧化碳来控制老鼠的数量。人们在老鼠洞里投放干冰，干冰升华成二氧化碳，会让老鼠永远地沉沉睡去。据说，科学家们正在研究一种控制老鼠数量的终极方法——改变影响老鼠生育的基因，这种方法或许有一天能在不使用鼠药的情况下消灭老鼠。

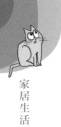

 懒得洗碗，就发明个洗碗机！

"啪嚓！"

"什么东西碎了？"

糟糕，我竟然不小心把妈妈最喜欢的盘子摔坏了！本来我想洗碗换点儿零用钱，这下说不定还得赔个新的，太惨了！

如果你也遇到过类似的麻烦，那一定要把这篇文章里的故事讲给妈妈听，并且告诉她碎盘子可是一个伟大发明的起点。相信我，这样不仅可以平息妈妈的怒火，保住零用钱，说不定还会得到夸奖。

100 多年前，美国有位叫约瑟芬·科克伦的女性，就是因为心爱的盘子被摔碎了，一气之下发明了洗碗机。

1839 年，约瑟芬出生在一个富裕的家庭，她的父亲经营着几家工厂，而她的外祖父有一项蒸汽船的发明专利。约瑟芬小时候就读于一所私立学校，后来学校被一场大火烧毁，她也就辍学了。

约瑟芬并没有系统接受过机械技术方面的教育，但是，来自家庭的耳濡目染引导她无论遇到什么困难，都倾向于通过技术找到解决方案——如果这种技术不存在，就把它发明出来。

成年后的约瑟芬嫁给了一位叫威廉·科克伦的富商，他们把家安在了谢尔比维尔市的一幢豪宅里。作为社会名流，他们经常在这里举办盛大的晚宴，不仅食物可口，就连餐具也十分精致。据说，约瑟芬用于招待宾客的一套瓷器有 400 多年的历史，她视其如珍宝。

然而，这些珍贵的瓷器却被仆人在清洗时不小心打碎了几件。这可把约瑟芬心疼坏了，她再也不让仆人碰这些珍贵的餐具。可能她试着亲自洗了几次碗碟之后，就被这繁重的工作累坏了，于是，她萌生了一个念头：如果没有人发明洗碗机，我就自己来做一个吧！很快，她就完成了设计稿。

差不多是同一时间，约瑟芬酗酒成瘾的丈夫去世了，留给她的只有少量的现金和大笔的债务。于是，发明一台洗碗机，就成了全家扭转经济危机的希望。但是，在 19 世纪的美国，女性很少有从事发明创新的机会，她们甚至还没有投票权。

后来，在一位叫乔治·巴特斯的年轻技工的帮助下，约瑟芬在她家豪宅后院的柴棚里，叮叮当当地制作出了自己的第一台洗碗机。这台洗碗机最大的特点是装有水泵和放置盘子的固定金属架，洗碗的时候，只要人力摇动手柄，水泵便可以将热肥皂水喷洒到待洗的餐具上，达到清洗的目的。虽然约瑟芬不是第一个发明洗碗机的人，但是，她的洗碗机是第一台利用水压来清洗餐具的机器，而其他同期或者更早被发明出来的洗碗机的清洁原理大都与洗衣机相似，即通过搅动水流来清洗餐具，清洗效果不尽如人意。

约瑟芬的一位邻居高度肯定了洗碗机的清洗效果和便捷性，还有一位朋友称这个发明是"对人类的祝福"。不过，最重要的鼓励来自当地一位商人，他认为约瑟芬

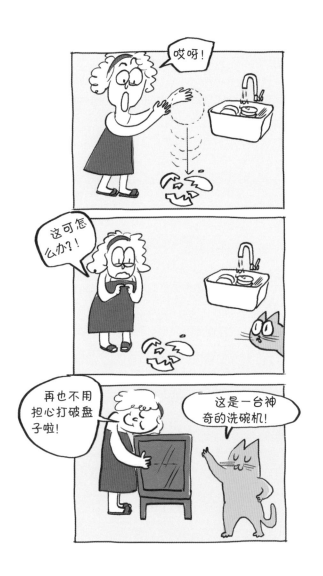

的洗碗机非常适合家庭或餐馆使用。1886年12月28日，约瑟芬的洗碗机获得专利。

1893年，芝加哥举办了世界博览会，在机械展厅的一众男性发明家中，约瑟芬·科克伦亲自展示了她的洗碗机，并凭借最佳机械结构、耐久性和使用效果大放异彩，获得了最高奖项。之后的几十年，约瑟芬经营着自己的公司，完成了很多那个时代的女性不敢想的事。

约瑟芬·科克伦的发明解放了世界上许许多多每天都要洗碗的人，让繁杂的家务变得简单起来。就像她在人生的最后时刻说的那样："这是一个美好的世界，而且每天都在变得更好。"

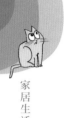

他发明了空调，改变了世界

好热呀，感觉自己像一块快要被晒化的巧克力！真想立刻钻进一幢有空调的大楼，或者永远待在空调房里不出来。

夏天，人们如果长时间在烈日下活动，很有可能会中暑，严重时甚至会危及生命。

2003 年，欧洲约有 7 万人死于 6 月—8 月的热浪；2010 年，在经历了长达 44 天的热浪之后，俄罗斯西部有 5 万多人死亡……如果没有空调，这一数字不知道要攀升多少。

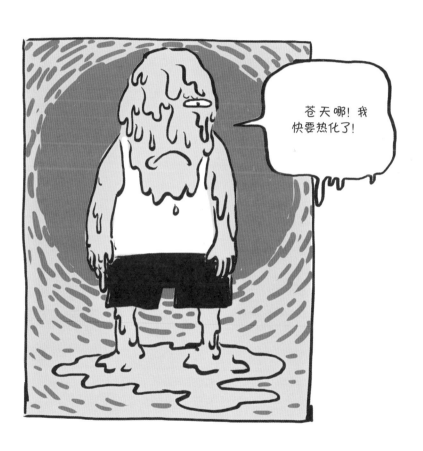

不仅如此，离开了空调，将会有很多不可思议的事情发生，比如：世界上最大的望远镜将无法工作；米开朗琪罗在西斯廷教堂绘制的壁画将会加剧褪色……

不光人类怕热，机器也怕热。你可能想不到，其实空调就是为机器服务才被发明出来的。

发明空调的人叫威利斯·开利，他出生在美国一个普通的农民家庭。高中毕业之后，他先工作了三年，才有机会得到奖学金去康奈尔大学读书。1901 年，获得了工程学学位的开利应聘成为纽约一家供暖设备公司的职员。

在这家公司，他有一项工作任务，就是为布鲁克林的一家印刷公司开发一种设备，以解决纸张的涨缩问题。那时候，彩色图书、杂志的印刷通常要多次套印，也就是说，想要得到一张彩色的书页，必须在同一张纸上用多种颜色的油墨套印多次。然而，厂房的温湿度变化不定，纸张就会发生轻微膨胀或收缩，不同印次之间颜色的套印就会不准确，从而影响印刷品的质量。

开利发明设备的目的，就是要将工厂的温度和湿度始终控制在同一水平。据说，他是在一个大雾弥漫的夜晚获得了灵感。当时，开利一边思考如何稳定印刷厂的温湿度，一边等火车。等火车到达的时候，大雾中的他已经想明白了温度、湿度、露点①之间的关系以及该如何制造这台设备了。

潮湿空气冷凝变成液体，会导致工厂里的空气变得干燥。模拟那个大雾弥漫的夜晚，开利让压缩氨流

①露点：空气中的水蒸气冷凝为露水时，空气冷却到的温度。

过管道，来给环境降温。这个系统能让工厂的全年湿度保持在 55%。在夏天，它带来的降温效果相当于每天融化超过 4.5 吨冰块。开利所在的工厂很快就开始在一些深受湿度困扰的行业出售这项发明，比如面粉厂、糖厂，还有吉列剃须刀公司——剃须刀片常因过度潮湿而生锈。不过，这些早期的客户并不太关心雇员是不是有适宜的工作环境——凉爽只是附带的好处。

1906 年，开利开始尝试将他发明的空调卖给剧院，这是一个更广阔的市场。在空调出现之前，冰块是剧院在夏天维持正常运行的救命稻草。比如，纽约麦迪逊广场剧院在夏天时每天要用掉 4 吨冰。他们使用一个两米多高的风扇吹过冰面，然后，将这些冷却后的空气通过管道吹向观众。虽然很凉爽，但剧院的空气却很潮湿，而且随着新英格兰湖泊的污染加剧,从那里取来的冰融化之后还会释放出难闻的气味。

有了空调,一切就改变了。人们夏天去电影院看电影,除了开怀一笑、放松心情,还能享受清凉……之后,购物中心也陆续装上了空调。1926年,美国得克萨斯州圣安东尼奥市21层的米拉姆大厦,成为第一座从地下室到顶楼都安装了空调的摩天大楼。第二次世界大战之后,空调渐渐走进了家庭。读到这里,你可以问问爸爸妈妈,他们第一次吹空调是什么时候。

不过,如果你觉得空调只是使人们的生活更舒适,那就太小看它了。就像文章一开始我们说的,它改变了人们生活的方方面面。

比如,空调改变了建筑,之前人们普遍认为有厚厚

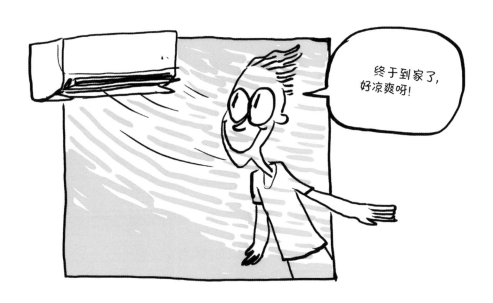

的墙、高高的天花板，南北通透的房间居住时才凉爽，如果没有空调，玻璃幕墙的钢结构建筑一到夏天就没法儿住人了；空调也改变了不同城市的人口结构，如果没有空调，人们可能不会热衷于去海南买房；空调还改变了科技发展的走向，如果没有空调，数据中心的服务器设备、存储设备等基础硬件设施就会因为散热问题而故障频出，导致数据中心的运行存在隐患。如果真的是这样的话，你想要坐在家里点个外卖，恐怕就不可能了。

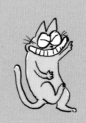